Faculté de Médecine de Montpellier.

COURS DE CHIMIE MÉDICALE ET DE PHARMACIE.

ESSAI SUR LES PROGRÈS

DE LA

CHIMIE ORGANIQUE

DEPUIS LAVOISIER

LEÇON D'OUVERTURE

MONTPELLIER
TYPOGRAPHIE DE BOEHM, IMPRIMEUR DE L'ACADÉMIE

1857

Faculté de Médecine de Montpellier.

COURS DE CHIMIE MÉDICALE ET DE PHARMACIE.

ESSAI SUR LES PROGRÈS

DE LA

CHIMIE ORGANIQUE

DEPUIS LAVOISIER

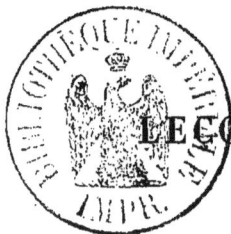

LEÇON D'OUVERTURE

MONTPELLIER

TYPOGRAPHIE DE BOEHM, IMPRIMEUR DE L'ACADÉMIE

1857

ESSAI SUR LES PROGRÈS

DE

LA CHIMIE ORGANIQUE

DEPUIS LAVOISIER.

Leçon d'Ouverture.

MONSIEUR LE RECTEUR,

MESSIEURS,

En prenant possession de cette chaire, je ne puis me défendre d'une émotion profonde : il m'est impossible de vous cacher combien je suis heureux et fier d'appartenir désormais à cette noble Faculté de Médecine de Montpellier, dont l'enseignement, constamment original et élevé, a toujours brillé du plus vif éclat.

Un demi-siècle environ s'est écoulé depuis que, dans ce palais, dans cette enceinte même et à la place que j'occupe en ce moment, un des grands chimistes dont le monde savant s'honore, une des gloires de cette ville, si fertile en hommes distingués, un savant dont les travaux ont eu constamment pour but des applications utiles, Chaptal, initiait une autre génération aux secrets de la chimie naissante alors ; ce même Chaptal qui fut appelé plus tard dans les conseils du grand homme qui, comme législateur et comme capitaine, a porté si haut la gloire du nom français et dont l'apparition a coïncidé avec ce merveilleux développement des sciences, sans exemple jusque-là dans les annales de l'esprit humain.

Appelé à l'honneur de monter dans la chaire qu'il a remplie avec tant d'éclat, je deviens en même temps : le collègue de l'éminent chimiste, son disciple et son ami, qui, lui aussi, a tant contribué à établir les doctrines de la chimie moderne par ses beaux travaux de chimie et de physique, et qui vient chaque année vous exposer les principes, les lois et les applications de la chimie minérale, le successeur du vénérable professeur dont la voix, pendant tant d'années, a retenti dans cette enceinte au milieu d'un auditoire de studieux élèves, jaloux de profiter de ses savantes et utiles leçons.

Soyez-en convaincus, Messieurs, je sens vivement toutes les obligations que m'imposent les fonctions qui m'ont été confiées et je n'ai qu'un désir : celui d'être à la hauteur de cette belle mission, de me montrer fidèle aux traditions qu'un tel passé a léguées à la savante Faculté dont je fais aujourd'hui partie, et de répondre ainsi aux espérances qu'ont bien voulu placer en moi, la Faculté, le Conseil académique, le Chef, aussi distingué par les qualités du cœur que par celles de l'esprit, de cette belle Académie, le savant illustre et bienveillant qui préside chez nous aux destinées des jeunes chimistes, le Ministre éminent qui dirige le département de l'Instruction publique avec tant de sagesse et de dévouement.

Cette pensée, que je parle dans la chaire où Chaptal a professé, où professe encore notre honoré Doyen, et que je dois cet honneur à un des premiers chimistes de l'époque, me fait faire un rapprochement qui m'a frappé : Je vois là, réunis, trois grands noms : Chaptal, Bérard, Dumas, c'est-à-dire, le passé, le présent et l'avenir de la chimie. Chaptal est, en effet, le lien entre l'ancienne chimie et la chimie de son temps ; M. Bérard n'est-il pas, avec les autres membres de la Société d'Arcueil, les Berthollet, les Gay-Lussac, les Thénard, etc., le représentant de la chimie moderne dont il a contribué si puissamment à élever et à soutenir l'édifice naissant ? Et qui niera que M. Dumas ne soit le trait d'union entre le présent et l'avenir ? Ses vues n'ont-elles par devancé son époque ? N'a-t-il pas tracé d'une main sûre, appuyée sur l'expérience, la voie que la science doit parcourir ?

Cette remarque m'a suggéré, Messieurs, le plan de cette première leçon. Je me propose de suivre avec vous les progrès non pas de la chimie en général, le temps ne nous le permettrait pas, mais d'une branche particulière de cette belle science, de cette branche dont je me propose de faire l'objet de mon enseignement : *de la chimie organique appliquée à la médecine.*

Aussi bien cette introduction ne sera pas inutile, car elle me permettra de vous exposer quelle théorie nous guidera et quel ordre nous suivrons dans notre étude.

Messieurs,

Qu'est-ce qu'une substance organique ? Quelle est la composition d'une telle substance ?

Qu'est-ce que la chimie organique ? Quel est son but, quelle est son utilité ?

Telles sont les questions que je me propose de traiter aujourd'hui devant vous. Pour exposer dans toutes ses parties d'une manière entièrement satisfaisante un semblable sujet, il eût fallu une plus longue préparation. Obligé de me présenter devant vous comme à l'improviste, j'éprouve le besoin de réclamer l'appui de toute votre bienveillance.

A cette question : Qu'est-ce qu'une substance organique ? il est incontestable que les chimistes qui ont précédé Lavoisier auraient répondu : On entend par substance organique une matière retirée d'un être organisé, une substance d'origine soit végétale, soit animale.

Ils savaient distinguer, surtout depuis les travaux de Schèele, contemporain de Lavoisier, tout une série de produits : ils connaissaient des acides, le sucre, la fécule, des résines, les huiles et certains autres principes immédiats définis, tels que la mannite, le sucre de lait, etc. Ils connaissaient encore, d'après Schèele et Bergmann, son ami, le résultat de l'action de l'acide nitrique sur la fécule et le sucre de lait ; ils savaient que cette action engendre avec la première de ces deux substances l'acide oxalique, le même que Schèele avait appris à retirer du sel d'oseille, et avec la seconde l'acide saccholactique, l'acide mucique des modernes. Mais sur la nature intime de toutes ces substances, ils ne savaient rien, absolument rien.

En effet, lorsqu'ils tentaient de connaître, je ne dis pas la composition, mais la nature de ces substances, ils se bornaient à les distiller, ils les détruisaient par l'action du feu, en vase clos, ou en les brûlant. Dans le premier cas, ils constataient la formation de ce qu'ils appelaient des phlegmes, des huiles empyreumatiques, et obtenaient pour résidu une terre, un *caput mortuum*; ce nom était celui que l'on donnait indistinctement aux résidus de toutes les distillations ; dans le second cas, ne trouvant pour résidu qu'un peu de cendre, ils admettaient que ce qui avait disparu était retourné à l'air, n'était lui-même que de l'air plus ou moins pur.

Comment pouvait-il en être autrement ? Priestley n'avait pas encore appris à manier les gaz, opération si simple que nous ne comprenons pas comment ce procédé d'expérimentation n'a pas été découvert plus tôt. Notons seulement, en passant, que cette découverte a eu une influence incalculable sur les progrès de la chimie en général et de la chimie organique en particulier. Mais cette découverte, toute capitale qu'elle fût, ne suffisait pas encore; elle ne faisait pas connaître la nature des éléments gazeux engendrés pendant la distillation ou la combustion des matières organiques, car l'inventeur du procédé pour recueillir les gaz, méconnut le plus souvent la nature des fluides aériformes qu'il découvrait.

En résumé, Messieurs, les chimistes qui ont précédé Lavoisier ne nous ont appris qu'à isoler ou à transformer certains principes constituants des êtres vivants, et cela en se servant plus ou moins habilement des dissolvants, de la distillation et des éléments de l'analyse chimique. Sur la nature intime, sur la composition des substances organiques, ils ne nous ont absolument rien appris; ils expérimentaient, et ne voyaient pas les conséquences qui pouvaient résulter de leurs expériences, aveuglés qu'ils étaient par une fausse théorie.

Mais voici venir l'homme qui saura tirer parti de ses propres expériences et de celles des autres; voici Lavoisier qui s'avance, Lavoisier, l'élève de l'abbé de Condillac, de ce logicien sévère dont l'enseignement et les principes ont eu tant d'influence sur le génie de cet homme qui fit de la chimie une science française, qui créa la chimie française, comme on disait partout lorsque sa théorie fut complète. Il a un axiome pour guide, un instrument incomparable pour vérifier ses vues.

Son axiome, le voici tel qu'il l'a formulé lui-même : «Dans » la nature rien ne se perd, rien ne se crée; la matière reste » toujours la même; il peut y avoir des transformations dans » sa forme, mais il n'y a jamais d'altération dans son poids.»

Lavoisier prend donc le monde tel qu'il est; pour lui la création est complète : il n'y a plus rien à créer, l'homme n'a plus qu'à étudier les transformations de la matière ; aussi le voyons-nous poursuivre ces transformations dans ses creusets aussi bien que dans les mystérieuses profondeurs des organes des êtres vivants, de l'homme lui-même.

L'instrument dont il fit un moyen d'analyse si précis, qu'il consultait sans cesse et dont le premier il fit un usage scientifique au profit de la chimie, c'est la balance.

Il pèse une substance, il la soumet, pour l'étudier, à l'action d'agents divers et il prétend retrouver en éléments nouveaux, en substances nouvelles, un poids égal au poids de la matière employée.

Nous verrons plus tard avec quelle sagacité il se servit de la balance pour étudier un des phénomènes les plus complexes alors de la chimie, la fermentation alcoolique, dont il parvint à donner ainsi la vraie théorie. C'est à ce propos que, dans son *Traité de Chimie*, il a écrit ces remarquables paroles, dont l'expression est si générale.

« Je puis, dit-il, je puis considérer les matières mises » en présence et le résultat obtenu, comme une équation » algébrique : et en supposant successivement chacun des » éléments de cette équation inconnus, j'en puis tirer une » valeur et rectifier ainsi l'expérience par le calcul et le » calcul par l'expérience. J'ai souvent profité de cette mé- » thode, ajoute-il, pour corriger les premiers résultats de » mes expériences et pour me guider dans les précautions » à prendre pour les recommencer. »

Cela ne vous paraît-il pas comme le premier essai de ces équations chimiques que nous écrivons aujourd'hui à l'aide de ces admirables symboles qui eux aussi représentent des nombres, des poids, et que nous ont légués la théorie atomique et le génie de Berzélius?

Disons-le, Messieurs, c'est bien réellement Lavoisier qui

a fondé le merveilleux édifice, l'admirable ensemble de la chimie moderne.

C'est lui qui nous a fait connaître la composition générale, élémentaire des matières organiques. C'est lui qui prouva, le premier, après la découverte de l'oxygène et de ses propriétés, après la découverte de la composition de l'acide carbonique et de l'eau, de la nature du carbone et de l'hydrogène, que la combustion des matières organiques n'est que le résultat de l'oxydation des éléments qui concourent à les former. — Il démontra ainsi qu'elles sont composées de carbone, d'hydrogène et quelquefois d'oxygène. Berthollet trouva ensuite que plusieurs d'entre elles, certaines matières animales par exemple, contiennent en même temps de l'azote; plus tard on sut démontrer que certains produits naturels renferment au nombre de leurs éléments constituants, du soufre, du phosphore; de nos jours, enfin, on peut affirmer que tous les corps simples, sans exception, peuvent faire partie d'une molécule organique.

Mais la découverte essentielle de Lavoisier, au point de vue qui nous occupe, n'en reste pas moins intacte, c'est que toute matière organique ou d'origine organique, contient du carbone uni à deux ou trois des éléments que nous avons cités en premier lieu.

Pour établir cette vérité, si simple aujourd'hui, nous opérons absolument de la même manière que Lavoisier, nous brûlons la matière par l'oxygène; seulement, au lieu de nous servir d'oxygène pur et libre, comme il le faisait, nous la brûlons par l'oxygène condensé dans une combinaison, soit par l'oxygène du chlorate de potasse, soit par l'oxygène du bioxyde de cuivre.

S'il s'agit d'une substance non azotée, nous nous servons de l'appareil que vous avez sous les yeux. Dans le tube en U, il se condense de l'eau; l'acide carbonique est absorbé dans la potasse; mais nous pouvons recueillir ce gaz et constater qu'il éteint les bougies, qu'il trouble l'eau de chaux, absolument comme le fait celui qui sort de nos poumons ou celui qui est répandu dans l'atmosphère.

Si la matière organique est azotée, nous nous servons de cet autre appareil : là, vous voyez que le gaz qui a traversé la potasse et qui n'a pas été absorbé, éteint les bougies et ne trouble pas l'eau de chaux. Ce gaz, c'est de l'azote.

Pour arriver à la réalisation de ces expériences si belles, si nettes, que de difficultés à vaincre ! Il fallait, je le répète, connaître la nature du carbone et de l'acide carbonique, de l'hydrogène et de l'eau, de l'azote et par-dessus tout, la nature de l'oxygène dont la monographie avait été faite de main de maître par Lavoisier.

C'est un fait établi d'une manière incontestable par Lavoisier et ses illustres successeurs, Gay-Lussac, Berzélius, Thénard, Chevreul, Dumas, Liebig, etc., que toute matière organique contient du carbone, uni :

1° A l'état de composés binaires avec l'hydrogène, l'oxygène ou l'azote.	Carbures d'hydrogène. Oxydes de carbone. Azotures de carbone.
2° A l'état de composés ternaires avec l'hydrogène et l'oxygène, ou l'azote et l'hydrogène.	Oxycarbures d'hydrogène. Carbo-azotures d'hydrogène
3° A l'état de composés quaternaires avec l'hydrogène, l'azote et l'oxygène.	Matières albuminoïdes. Plusieurs bases organiques.

Nous avons répondu aux deux premières questions que nous nous sommes posées en commençant ; résumons-nous :

1° On entend par substances organiques, les matières chimiques définies qui se trouvent toutes formées dans les êtres organisés ou qui proviennent de celles-ci par des modifications que chaque jour nous apprend à varier davantage.

[Cette définition est de M. Dumas.]

2° Toute matière organique contient du carbone uni à un ou plusieurs corps simples. Mais, essentiellement, pour qu'une matière organique naturelle existe ou se forme, il suffit des trois ou quatre éléments suivants : carbone, hydrogène, oxygène et azote.

Et maintenant, la réponse à la question :

Qu'est-ce que la chimie organique ?

ne présente plus aucune difficulté. La définition devient d'une simplicité inattendue.

La chimie organique, Messieurs, *c'est l'histoire des combinaisons du carbone.*

Voilà le résultat remarquable auquel ont conduit les expériences mémorables de Lavoisier. Tous les travaux entrepris depuis ont développé et n'ont pas amoindri ces immortelles découvertes. On a pu remplacer dans une matière organique l'hydrogène, l'oxygène, l'azote, par d'autres éléments ; il a toujours été impossible, malgré quelques tentatives infructueuses, de remplacer le carbone par autre chose. Le carbone est comme le piédestal sur lequel est élevé le monument des molécules organiques ; ôtez le carbone, et l'édifice s'écroule ; on tombe dans le domaine de la chimie minérale, dans le domaine des corps non organisables.

Le carbone est le véritable et seul corps simple organique.

Qui sait même si les différences que nous observons dans les composés de même composition et de même formule, ne tiennent pas aux diverses formes que le carbone peut affecter ? Autres d'aspect et de propriétés chimiques sont le charbon de bois, le charbon des huiles, celui des matières animales, le graphite et le diamant. M. Dumas a même supposé que dans deux matières organiques différentes, le carbone pouvait jouer deux rôles différents, absolument comme l'azote dans l'acide nitrique et l'ammoniaque du nitrate d'ammoniaque. Dans l'un des éléments de ce sel l'azote est positif, il est négatif dans l'autre ; de même dans l'éther oxalique, le carbone serait positif dans l'acide oxalique, négatif dans le bicarbure d'hydrogène.

Je vous donne ces considérations pour ce qu'elles valent ; elles ne sont peut-être que des conceptions de l'esprit sans réalité pratique, mais le rôle du carbone est si important dans la matière organique, que l'on ne peut jamais y trop réfléchir.

C'est une chose remarquable, Messieurs, que la persévérance avec laquelle Lavoisier s'est attaché à l'étude du carbone, de l'hydrogène, de l'azote et de l'oxygène. Dans son incomparable génie, il sentait toute l'importance du monument qu'il élevait à la science.

Vous avez pu entendre dire, comme moi, qu'il ne restait plus rien de la théorie de Lavoisier, qu'elle était renversée, que l'on avait trouvé d'autres corps qui se comportaient comme l'oxygène, qu'il avait fait jouer un trop grand rôle à ce gaz. Ah ! Messieurs, n'en croyez rien et ne l'oubliez pas : Lavoisier, en traçant d'après l'expérience et avec un soin si rare, la monographie de l'oxygène, Lavoisier a montré la voie qu'il fallait suivre pour tracer celle du soufre, du chlore, de l'iode, du brôme, dont la découverte rappelle un des plus illustres de vos concitoyens.

Ces belles découvertes, loin de renverser la théorie de Lavoisier, n'ont fait que confirmer ses vues, toujours si claires, si sages.

La théorie de Lavoisier est renversée ! Qui donc a trouvé d'autres éléments que les siens ; qui nous a mieux fait connaître la nature des métaux, des oxydes, des acides, des sels, du carbone, des matières organiques !

Non, non ! Ce qu'il faut dire, pour être juste, c'est que tous les jours les conséquences des prémisses qu'il a posées s'étendent ; tous les jours le magnifique édifice qu'il a élevé se développe, mais il n'en conserve pas moins, en grandissant, les plus admirables proportions et les additions ne sont que des ornements harmonieusement disposés.

Lavoisier a fait, dans le cours d'une existence trop courte

et brutalement tranchée, le travail des siècles. Il nous a fait connaître la nature des choses, et il faudrait définir le carbone, l'hydrogène, l'azote et l'oxygène autrement qu'il ne l'a fait, pour affirmer que sa théorie est renversée.

Non, s'écrie M. Dumas avec une profonde conviction, la théorie de Lavoisier n'est pas renversée ! « Lavoisier est » intact, impénétrable ; son armure d'acier n'est pas en- » tamée ! »

Vous surtout, Messieurs, qui étudiez la science que j'ai pour mission de vous enseigner, pénétrez-vous avec soin des doctrines de cette grande école, et, j'ose vous le promettre, les difficultés s'évanouiront devant vous, une à une, comme par enchantement.

Lavoisier a beaucoup contribué aux progrès de la chimie organique, et cependant il ne s'en était occupé qu'accessoirement, car nous pouvons lire dans ses œuvres, ces paroles qu'il écrivait un an avant sa mort, et qui font pressentir l'importance des découvertes qu'il eût faites, si la tourmente révolutionnaire n'eût mis fin à une vie si belle et si bien remplie.

« Ce n'est point ici le lieu d'entrer dans aucuns détails » sur les corps organisés ; c'est à dessein que j'ai évité de » m'en occuper dans cet ouvrage, ce qui m'a empêché de » parler des phénomènes de la respiration, de la sanguifi- » cation et de la chaleur animale. Je reviendrai un jour sur » ces objets ! »

Hélas, ce jour ne vint pas !

Pardonnez-moi cette digression, Messieurs. Malgré moi je me suis senti dominé par l'intérêt puissant qui me sollicitait. Les travaux de Lavoisier furent l'origine de si étonnantes découvertes ; il a vu si clair, il a si bien expliqué le plus grand nombre des phénomènes naturels ! C'est à lui d'ailleurs que nous devons la création de presque toutes les méthodes nouvelles d'investigation et il a parlé des substances organiques presque comme nous.

C'est lui qui a créé l'analyse organique ; c'est lui qui a expliqué, presque comme nous le faisons aujourd'hui, le phénomène de la fermentation alcoolique, la transformation du sucre en alcool et acide carbonique ; il a même posé cette équation, que je transcris de son *Traité de Chimie*.

Moût de raisin = acide carbonique + alcool.

Il a le premier admis que dans les combinaisons organiques il existait des radicaux, des bases complexes capables de s'oxyder, prévoyant ainsi les plus belles découvertes de la science contemporaine.

Enfin, ce fut lui qui imprima le cachet de son génie à la conception de Guyton de Morveau et créa ainsi, avec les autres chimistes français, la nomenclature chimique, résumé admirable de sa théorie, langue si bien faite que chaque mot représente clairement une idée ou un ensemble d'idées.

Peu après, l'analyse immédiate des corps organisés prit plus de précision ; on découvrit une foule de combinaisons nouvelles, et si l'on perdit un instant de vue les principes rigoureux qui guidèrent Lavoisier, si l'on étudia encore par la distillation la nature des substances organiques, ce fut avec des précautions qui permirent d'établir plus ou moins rigoureusement la composition de ces matières. On sut alors parfaitement bien caractériser la nature du résidu, des liquides et des gaz qui se forment pendant la réaction. C'est ainsi que l'on vit la plupart des matières végétales se résoudre, sans l'intervention d'aucun autre élément que la chaleur, en carbone, en eau, en produits gazeux tels que des hydrogènes carbonés, de l'oxyde de carbone et de l'acide carbonique, c'est-à-dire en composés binaires d'une plus grande stabilité ; les huiles empyreumatiques ont disparu et à leur place on trouve des produits définis que l'on sait analyser.

On remarqua que les matières animales se transformaient

généralement, sous la même influence, en composés iden-
tiques, mais accompagnés d'une quantité variable d'am-
moñiaque.

Depuis cette époque, à travers les troubles de la révolution et pendant la grande épopée du Consulat et de l'Empire,
de 1789 à 1830, les découvertes se multiplient d'une manière étonnante. La théorie de Lavoisier se développe ; deux
Écoles prennent part à ce travail : filles toutes deux de la
même doctrine, l'une empirique, l'école de la chimie qua-
litative, a pour chefs Fourcroy, Vauquelin et les autres
membres du Collége de pharmacie ; l'autre, mathématique,
si je puis le dire, plus fidèle à son origine, reconnaît pour
maîtres illustres Berthollet, l'auteur incomparable de la sta-
tique chimique, les professeurs du Collége de France et
de l'École polytechnique, les membres de la Société d'Arcueil, Chaptal, Dulong, Gay-Lussac, Bérard, Biot, Thénard, etc.

Les progrès accomplis peuvent être rangés en deux caté-
gories : l'étude des principes, immédiats isolés des êtres
organisés, et celle des combinaisons obtenues par des transformations sous l'influence des réactifs.

Schèele avait isolé ou mieux défini les acides benzoïque,
tartrique, tannique, urique, etc., la glycérine ou principe
doux des huiles et l'acide prussique ; Hermbstaedt, l'acide
malique de la plupart des fruits acides.

Fourcroy caractérise l'urée ; il différencie l'albumine, la
caséine, la gélatine ; il découvre l'albumine dans les vé-
gétaux ; Bechari, le gluten dans les céréales.

M. Thénard caractérise le sucre et en distingue plusieurs
espèces ; il prouve que la mannite, substance de saveur
sucrée, diffère des sucres et qu'elle contient plus d'hydrogène.

Vauquelin et Robiquet découvrent dans les pointes d'as-
perges une substance cristalline, l'asparagine, que les travaux de MM. Piria et Dessaignes rattachent plus tard à

l'acide malique. M. Pasteur, de son côté, contribua à nous mieux faire connaître ce singulier composé, en découvrant l'acide aspartique inactif, et par suite une nouvelle variété de l'acide malique, l'acide inactif.

Robiquet isole l'amygdaline des amandes amères, Leroux la salicine des écorces de saule; deux substances dont l'étude attentive contribuera beaucoup à la connaissance de la constitution de plusieurs produits analogues.

Un grand pas est fait dans l'étude des principes immédiats.

Derosne découvre la narcotine et Sertuerner la morphine dans l'opium. On connaissait des acides organiques, mais on ne connaissait pas encore de bases de cette nature. Sertuerner fit voir que la narcotine et la morphine sont capables de saturer les acides et sont par conséquent des bases. Ce fut une chose surprenante alors, de voir des matières organiques se comporter en tous points comme les bases métalliques les mieux caractérisées. Depuis lors, le nombre des alcaloïdes s'est accru au point qu'en 1830 on en connaissait plus de quinze.

Schèele fut encore le premier qui obtint des produits organiques nouveaux par l'influence des réactifs sur les principes immédiats. Nous avons vu comment il avait obtenu l'acide oxalique et l'acide mucique, par l'action de l'acide nitrique sur la fécule et le sucre de lait. Kosegarten prépare l'acide camphorique en oxydant le camphre par le même moyen.

Priestley avait obtenu l'oxyde de carbone en chauffant l'oxyde de zinc avec le charbon. On méconnut d'abord sa nature et on l'appela gaz hydrogène oxycarburé. Nous verrons, à la fin de cette leçon, toute l'importance organique de ce produit minéral.

Adet, Fourcroy et Vauquelin montrent que l'acide acéteux et l'acide pyroligneux ne sont autre chose que l'acide acétique du vinaigre. Mais ils allèrent trop loin, et, se départissant des principes rigoureux de Lavoisier, ils affirmèrent que plusieurs acides, tels que le lactique et le formique, n'étaient que de l'acide acétique plus ou moins pur.

Bondt, Deymann, van Troostwyck et Lauwerenburgk, chimistes d'Amsterdam, trouvèrent le gaz oléfiant en distillant l'alcool avec l'acide sulfurique. En traitant ensuite ce gaz par l'acide oxymuriatique (le chlore), ils obtiennent un liquide huileux, la liqueur ou huile des Hollandais. Ils furent moins heureux quant à la nature de ce liquide, qu'ils confondirent avec les huiles, et dont la composition et la constitution ne furent connues que plus tard.

Kind obtint le camphre artificiel en faisant agir le gaz chlorhydrique sur l'essence de térébenthine. Il le confondit avec le camphre des laurinées, ne s'en rapportant qu'à l'odeur et à l'aspect du produit. M. Thénard démontra plus tard que ce composé est le résultat de l'union des deux agents qui servent à le former.

Schèele avait obtenu, par la saponification des huiles, un principe doux, la glycérine. M. Chevreul, par une savante analyse, démontre que tous les corps gras se résolvent par la saponification, en glycérine et en acides particuliers, et établit ainsi leur véritable constitution.

Bauhoff découvre une substance remarquable en faisant réagir l'ammoniaque aqueuse sur l'éther oxalique. L'étude de ce composé obtenu d'une autre manière, a été entre les mains de M. Dumas, l'origine des plus belles découvertes en chimie organique, aussi bien que du progrès le plus étonnant de nos connaissances sur la constitution des combinaisons du carbone.

Je passe sous silence un grand nombre d'autres travaux très-importants, et j'arrive à la plus brillante des découvertes qui ait été accomplie dans cette période.

Berthollet avait analysé l'ammoniaque et établi sa composition; Schèele avait découvert l'acide prussique, et Ber-

thollet reconnu qu'il contenait du carbone uni à l'azote; Lavoisier avait dit que c'était un acide à base double, mais la nature des nombreuses combinaisons dans lesquelles il peut entrer, était totalement inconnue. Gay-Lussac en reprend l'étude, découvre le cyanogène; il le range sans hésiter à côté de l'iode, et les prussiates deviennent des cyanures comparables aux iodures, l'acide prussique devient l'acide cyanhydrique, comparable à l'acide chlorhydrique.

On avait donc enfin obtenu un radical organique et confirmé une vue de Lavoisier sur la constitution des corps, car si le cyanogène peut s'unir à l'hydrogène, il peut aussi se combiner à l'oxygène et former l'acide cyanique.

Les matériaux s'accumulaient; le nombre des composés organiques augmentait; de nombreuses transformations étaient mieux connues, beaucoup de réactions mieux expliquées; on préludait déjà, quelques années après la mort de Lavoisier, à la recherche de la constitution des matières organiques. Mais pour en arriver là, d'autres découvertes du premier ordre devaient être faites.

Les plus éminents parmi les chimistes successeurs de Lavoisier, Dulong, Gay-Lussac, Chevreul, Thénard et les autres membres de la Société d'Arcueil, préparaient dans le silence et la retraite les matériaux de ce grand travail.

Wenzel et Richter, deux savants allemands, contemporains de Lavoisier, avaient créé la théorie des équivalents, l'un par ses recherches sur les doubles décompositions des sels, l'autre par son étude sur les déplacements des métaux les uns par les autres, de leurs dissolutions salines.

Plus tard, dans une discussion mémorable avec Berthollet, Proust reconnut d'une manière générale la loi des proportions définies et établit que le nombre des combinaisons qu'un corps peut former, est limité.

Dalton découvre la loi des proportions multiples et la théorie atomique.

Les progrès de l'analyse de l'air enfantent l'eudiométrie. Gay-Lussac et de Humboldt démontrent que l'eau est formée de deux volumes d'hydrogène pour un volume d'oxygène. Gay-Lussac établit la loi suivant laquelle les gaz ne se combinent que suivant des rapports très-simples.

Le même chimiste physicien crée des méthodes rigoureuses pour déterminer le coefficient de dilatation des gaz et la densité des vapeurs, ce qui permettra de déterminer l'équivalent des combinaisons volatiles qui ne peuvent point s'unir aux bases ou aux acides.

Dulong et Petit, Delaroche et Bérard, déterminent par des méthodes qu'ils inventent, les chaleurs spécifiques des solides, des liquides et des gaz.

M. Mitscherlich fit connaître la loi de l'isomorphisme, qui, par les travaux cristallographiques de Laurent, a trouvé son application à la chimie organique.

M. Biot, par la découverte des lois de la polarisation rotatoire, dote la chimie d'un nouveau procédé d'investigation qui, entre ses mains et celles de M. Pasteur, est devenu un des plus précieux moyens d'étudier la constitution moléculaire des combinaisons organiques.

L'alcool et les éthers sont plus complètement étudiés. M. Thénard distingue deux genres d'éthers, l'éther ordinaire appelé sulfurique très-improprement, et les éthers composés dans lesquels il sait reconnaître la présence des acides employés dans leur préparation. Boullay soutient déjà que les éthers analogues à l'acétique, sont des combinaisons neutres où l'alcool fait fonction de base.

Les chimistes français avaient créé la nomenclature parlée; il fallait inventer des symboles pour écrire cette langue. Ce fut Berzélius qui imagina la nomenclature symbolique en s'appuyant sur toutes les découvertes que nous venons d'énumérer. Nous aurons occasion d'en faire un fréquent usage. Je ne puis que vous engager à vous familiariser avec elle ; son influence sur le progrès de vos études sera aussi considérable qu'elle l'a été sur les progrès de la chimie, quoiqu'il semble qu'en peignant bien aux yeux les résultats de l'expérience ou l'interprétation de ces résultats, elle ait aussi eu l'inconvénient d'enfanter bien des hypothèses.

Pour analyser les matières organiques, Lavoisier. les brûlait dans l'oxygène. Or, tandis que toutes ces grandes découvertes s'accomplissaient, on créait de nouveaux procédés d'analyse, sans changer le principe. M. Thénard, avec Gay-Lussac, se servirent du chlorate de potasse comme source d'oxygène, et opéraient dans un appareil admirablement conçu. Plus tard, Gay-Lussac imagina de remplacer le chlorate de potasse par le bioxyde de cuivre et M. Bérard, un des premiers se servit avec succès de la nouvelle méthode. Depuis que cette modification du procédé primitif a été adoptée, l'analyse organique a fait un grand pas, grâce à un ingénieux appareil inventé par M. Liebig.

Les progrès de l'analyse organique et de la théorie atomique ont permis de déterminer la composition et l'équivalent des combinaisons du carbone. Leur composition a été exprimée en une formule qui représente généralement l'équivalent de la substance analysée.

Enfin, peu de temps après la découverte de la pile par Volta, Nicholson et Carlisle eurent l'idée de soumettre l'eau à l'action du courant voltaïque, elle se décomposa. Davy sut tirer parti de ce puissant agent comme moyen d'analyse. Il décomposa la potasse et la soude, regardées jusque-là, mais provisoirement, comme des corps simples, et obtint le potassium et le sodium. Vous savez les conséquences de ces brillantes expériences : désormais on comprend que les corps réputés simples et désignés sous le nom d'alcalis, de terres, vont se réduire à l'état métallique. Tous sont réduits aujourd'hui et vous n'ignorez pas les nouvelles destinées de l'argile qui nous fournit ce remarquable métal, l'aluminium, devenu, grâce aux travaux de M. Deville et à la munificence impériale, le rival de l'argent.

La découverte de Davy, en confirmant la théorie de Lavoisier, a eu, c'est à ce titre que je vous en parle, sur les progrès de la chimie organique, une part qu'il ne faut pas omettre de noter.

Berzélius soumet à son tour les sels ammoniacaux à l'action de la pile, et voyant le mercure qui termine le pôle négatif s'épaissir et augmenter de volume sans changer d'aspect, il généralise les vues de Davy et son expérience; il admet sans hésitation l'existence d'un métal dans les sels ammoniacaux. On ne connaît, en effet, aucun autre corps, sauf les métaux, qui, en s'unissant avec le mercure, lui laisse son éclat métallique. Cet amalgame, nous pouvons l'obtenir plus facilement : il suffit de traiter une dissolution de sel ammoniac par l'amalgame de potassium. Ce produit butyreux que vous venez de voir se former si rapidement, qui possède si bien l'éclat métallique, c'est l'amalgame d'un métal composé, l'amalgame d'ammonium.

La découverte de Berzélius changea, pour quelques chimistes, la théorie des sels ammoniacaux.

Permettez-moi, Messieurs, de vous entretenir un instant de ce sujet.

L'ammoniaque, AzH^5, peut être considéré comme une hydrobase capable de s'unir avec les hydracides, sans autre intermédiaire, et donner naissance à un composé parfaitement défini. Voici que nous mêlons dans cette éprouvette : volumes égaux d'ammoniaque et d'acide chlorhydrique, gazeux et bien secs tous deux. Vous voyez que les deux gaz se combinent et qu'à leur place nous avons un composé solide. C'est le sel ammoniac formé d'après l'équation

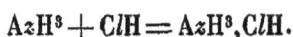

$$AzH^3 + ClH = AzH^3,ClH.$$

Mais si l'on se proposait de combiner l'ammoniaque sèche,

avec des acides anhydres, on obtiendrait des combinaisons qui ne seraient pas de véritables sels. Il faut, pour obtenir un composé salin, qu'il y ait pour un atome d'acide et un atome d'ammoniaque, au moins un atome d'eau en présence. Ainsi, le sulfate d'ammoniaque n'est point SO^3, AzH^3, mais bien

$$SO^3, AzH^3, HO.$$

Berzélius adopta une autre manière de voir, d'après laquelle tous les sels ammoniacaux contiennent un métal composé, l'ammonium, le produit qui s'amalgame avec le mercure, un élément du produit butyreux que nous venons de préparer. L'ammonium joue dans les sels ammoniacaux le même rôle que le potassium dans les sels de ce métal. Voici la formule de deux sels de potassium :

$$ClK, \qquad SO^3KO.$$

Berzélius suppose que K est remplacé dans ces composés par l'ammonium, AzH^4 ; savoir :

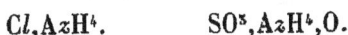

$$Cl, AzH^4. \qquad SO^3, AzH^4, O.$$

On admet donc que, au moment de la combinaison, l'hydrogène de l'hydracide s'unit à l'ammoniaque pour former l'ammonium, lequel reste uni au chlore pour former le chlorure d'ammonium ; que l'hydrogène de l'eau s'unit semblablement à l'ammoniaque, pour former le métal composé, tandis que l'oxygène de l'eau restant uni avec ce métal, forme l'oxyde d'ammonium, lequel à son tour se combine avec l'oxacide, l'acide sulfurique dans le cas que nous avons choisi, pour engendrer le sulfate d'ammoniaque. Ce raisonnement est rendu sensible par les deux équations que voici :

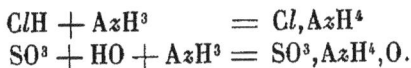

$$ClH + AzH^3 = Cl, AzH^4$$
$$SO^3 + HO + AzH^3 = SO^3, AzH^4, O.$$

Par conséquent, lorsqu'on décompose un sel ammoniacal par la pile, l'ammonium, AzH^4, se rend au pôle négatif pour s'amalgamer au mercure. Dans la décomposi-

tion des mêmes sels par l'amalgame de potassium , l'oxygène et l'acide , ou le chlore, se portent sur le potassium,
métal plus positif ; tandis que l'ammonium reste uni au
mercure :

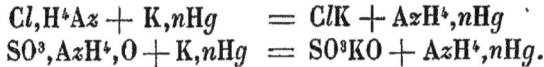

$$Cl,H^4Az + K,nHg = ClK + AzH^4,nHg$$
$$SO^3,AzH^4,O + K,nHg = SO^3KO + AzH^4,nHg.$$

Ces deux théories des sels ammoniacaux, sont de la der-
nière importance pour l'intelligence de ce qu'il me reste à
dire.

Nous voici arrivés à une époque où les progrès de la
chimie organique ont été aussi rapides que les résultats ont
été brillants.

Les théories fondamentales sont établies, les procédés
d'investigation sont nombreux, un grand nombre de matériaux sont prêts, il faut les utiliser. Jusque-là les faits
abondent, mais aucun lien ne les unit; il faut qu'un conti-
nuateur de l'œuvre de Lavoisier vienne les relier par une
théorie plus complète.

Deux savants de premier ordre guidèrent la phalange de
ceux qui s'élancèrent dans la carrière. Vous avez nommé
Dumas et Liebig.

Théorie des amides.—Nous avons dit comment Bauhoff,
en faisant agir l'ammoniaque sur l'éther oxalique, avait obtenu un composé insoluble. M. Dumas, en distillant l'oxalate d'ammoniaque, obtint entre autres produits , une combinaison qui, analysée avec soin, fut trouvée plus tard
identique avec celle que Bauhoff avait obtenue d'une autre
manière et qu'il prit pour une combinaison d'éther oxalique
et d'alcool. Sa composition pouvait se représenter par les
éléments de l'acide oxalique anhydre, plus les éléments de
l'ammoniaque, moins les éléments de l'eau.

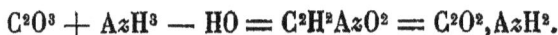

$$C^2O^3 + AzH^3 - HO = C^2H^2Az O^2 = C^2O^2,AzH^2.$$

Cette combinaison fut nommée *oxamide*, mot composé qui rappelle l'acide oxalique et l'amidogène, nom que M. Dumas donna au groupe AzH², qu'il admet dans l'oxamide. Plus tard on donna le nom d'amide à toutes les combinaisons de constitution analogue, et que l'on finit par préparer en foule par les procédés les plus divers : l'acétamide, la butyramide, la benzamide, la succinamide, etc., tous composés qui peuvent être représentés par les éléments de l'acide anhydre, plus les éléments de l'ammoniaque, moins les éléments de l'eau.

Voilà, Messieurs, la théorie des amides dans sa plus grande simplicité.

Les amides peuvent encore se représenter par un sel d'ammoniaque, moins deux équivalents d'eau ; par exemple :

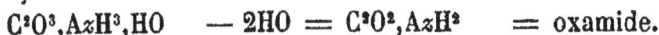
$$C^2O^3,AzH^3,HO \quad - 2HO = C^2O^2,AzH^2 \quad = \text{oxamide.}$$
Oxalate d'amm.

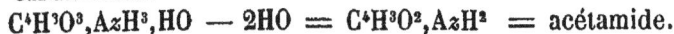
$$C^4H^3O^3,AzH^3,HO - 2HO = C^4H^3O^2,AzH^2 = \text{acétamide.}$$
Acétate d'amm.

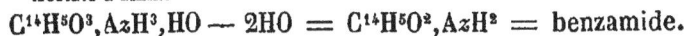
$$C^{14}H^5O^3,AzH^3,HO - 2HO = C^{14}H^5O^2,AzH^2 = \text{benzamide.}$$
Benzoate d'amm.

Lorsqu'on distille les amides ou les sels amoniacaux correspondants avec l'acide phosphorique anhydre, on obtient une nouvelle classe d'amides, que l'on a nommé nitriles. Les nitriles sont représentés par l'acide anhydre, plus l'ammoniaque, moins les éléments de trois équivalents d'eau :

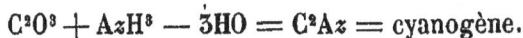
$$C^2O^3 + AzH^3 - 3HO = C^2Az = \text{cyanogène.}$$

Ou bien par une amide moins 2 équivalents d'eau, où encore par un sel d'ammoniaque, moins 4 équivalents d'eau.

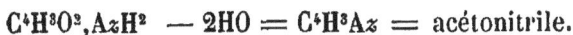
$$C^4H^3O^2,AzH^2 \quad - 2HO = C^4H^3Az = \text{acétonitrile.}$$
Acétamide.

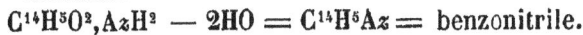
$$C^{14}H^5O^2,AzH^2 - 2HO = C^{14}H^5Az = \text{benzonitrile.}$$
Benzamide.

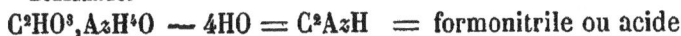
$$C^2HO^3,AzH^4O - 4HO = C^2AzH = \text{formonitrile ou acide}$$
Formiate d'amm. $\qquad\qquad\qquad\qquad$ cyanhydrique.

En traitant l'éther oxalique par le gaz ammoniaque, MM. Dumas et Boullay obtinrent un composé cristallin qui se résout, en présence de l'eau, en alcool et bioxalate d'ammoniaque. M. Balard, par la découverte d'une nouvelle classe d'amides, donna la vraie théorie de ce composé qu'on avait nommé oxaméthane.

En distillant le bioxalate d'ammoniaque, M. Balard obtint un nouvel acide dont la formule ne diffère du sel qui l'engendre, que par deux équivalents d'eau : c'est l'acide oxamique. Il présente donc vis-à-vis du bioxalate d'ammoniaque, la même relation que l'oxamide relativement à l'oxalate neutre d'ammoniaque. Les améthanes ne sont autre chose que les éthers des acides amiques :

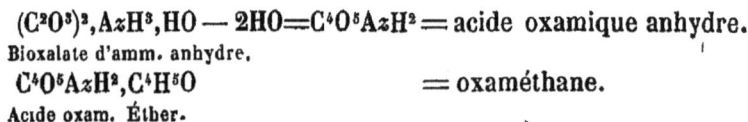

$$(C^2O^3)^2,AzH^3,HO - 2HO = C^4O^5AzH^2 = \text{acide oxamique anhydre.}$$
Bioxalate d'amm. anhydre.

$$C^4O^5AzH^2,C^4H^5O \qquad\qquad = \text{oxaméthane.}$$
Acide oxam. Éther.

Les acides amiques traités par l'acide phosphorique anhydre perdent deux équivalents d'eau et engendrent les imides. Les imides sont donc aux acides amiques, ce que les nitriles sont aux amides.

Nous verrons plus tard que le caractère général de tous les amides est de reproduire les éléments du sel primitif, en fixant les éléments de l'eau sous l'influence de la chaleur, des acides ou des bases. Dans ces conditions, les amides et les acides amiques fixent deux équivalents, les nitriles et les imides quatre équivalents d'eau.

Depuis la découverte de tous ces composés remarquables, l'illustre Gerhardt, dont la science déplore la perte prématurée, étendit la théorie des amides, en prouvant que l'aniline, base organique artificielle, pouvait, comme l'ammoniaque et suivant la même loi, engendrer une série parallèle de combinaisons qu'il a appelées *anilides*.

Théorie des éthers. — Berthollet, Saussure, Thénard,

ont successivement étudié l'alcool et quelques produits qui en dérivent ; ils ont parfaitement établi que la transformation de l'alcool en éther est le résultat d'une perte d'eau, que l'éther contient plus de carbone et moins d'oxygène que l'alcool.

MM. Dumas et Liebig se sont presque simultanément occupés des mêmes recherches sur l'alcool. Ils comprirent que de l'étude de ce composé, qui avait été l'objet de l'attention de tous les chimistes, devait sortir une théorie qui lierait une multitude de faits épars. En effet, ils ont donné chacun une théorie qui est calquée sur l'une ou l'autre des deux théories des sels ammoniacaux que nous avons exposées tout à l'heure.

Nous avons dit, il y a un instant, que quatre chimistes d'Amsterdam avaient obtenu le gaz oléfiant ou bicarbure d'hydrogène en distillant l'alcool avec un excès d'acide sulfurique. Si de la formule de l'alcool vous retranchez deux équivalents d'eau, vous aurez celle du gaz oléfiant.

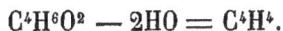

$$C^4H^6O^2 — 2HO = C^4H^4.$$

Ce gaz a été le point de départ de la théorie de M. Dumas. Le bicarbure d'hydrogène est une hydrobase comparable à l'ammoniaque. Lisez dans le Mémoire de MM. Dumas et Boullay, ou dans le *Traité de Chimie* du premier de ces chimistes, les preuves qu'ils donnent à l'appui de leur opinion. La basicité de ce gaz est incontestable. M. Dumas admet donc que le bicarbure d'hydrogène peut se combiner de toutes pièces avec les hydracides et sous l'influence d'un équivalent d'eau avec les oxacides, absolument comme l'ammoniaque.

On a de la sorte le tableau que voici :

C^4H^4	Hydrogène bicarboné.
C^4H^4,HO	Éther, hydrate d'hydrogène bicarboné.
$C^4H^4,2HO$	Alcool, bi-hydrate d'hydrogène bicarboné.
C^4H^4,HO,AzO^5	Nitrate d'hydrogène bicarboné, éther nitrique.
C^4H^4,ClH	Chlorhydrate d'hydrogène bicarboné, Éther chlorhydrique.

Cette théorie a été vivement combattue, Messieurs ; on y a fait plusieurs objections auxquelles M. Dumas a répondu. Les deux objections principales, si je ne me trompe, étaient tirées de ce que les éthers composés, considérés comme sels, ne présentent souvent aucun des caractères de ce genre de combinaisons, et de ce que l'on ne pouvait pas régénérer l'alcool avec l'hydrogène bicarboné. L'avenir s'est chargé de répondre à ces objections.

Consultez les travaux de M. Wurtz et d'autres chimistes, vous verrez que, pourvu que l'on se place dans de bonnes conditions, les éthers des hydracides comme ceux des oxacides, peuvent faire la double décomposition, absolument comme les sels de la chimie minérale.

Récemment, un de mes amis, M. Berthelot, vient de régénérer l'alcool à l'aide du gaz oléfiant, et a donné ainsi une éclatante confirmation de la belle théorie de M. Dumas.

Disons donc avec M. Thénard, dans son Rapport à l'Académie des Sciences, sur le beau travail de M. Berthelot :

« Ainsi, voilà deux corps, l'eau et l'hydrogène bicarboné, dans lesquels peut se transformer l'alcool sous l'influence de l'acide sulfurique, et qui cependant, sous cette même influence, peuvent le reproduire en faisant varier la température. C'est une preuve de plus que, lorsqu'on est parvenu à transformer un composé en deux autres, il faut toujours essayer de les réunir pour refaire celui qui leur a donné naissance. »

Le point de départ de la théorie de M. Liebig est moins net peut-être.

M. Liebig, voyant l'alcool perdre les éléments de l'eau pour se transformer en éther, observant d'ailleurs que les éthers composés peuvent être représentés comme le résultat de l'union de l'acide anhydre avec ce même éther, suppose que la molécule de ce dernier composé contient un groupe hydrocarboné qu'il compare à l'ammonium et qu'il appelle éthyle :

$$AzH^4 \qquad\qquad C^4H^5$$
Ammonium.   Éthyle.

L'ammonium engendre l'oxyde d'ammonium, l'éthyle l'oxyde d'éthyle :

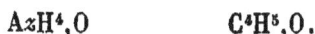

$$AzH^4,O \qquad\qquad C^4H^5,O.$$

Or, l'oxyde d'ammonium s'unit aux oxacides ; il en est de même de l'oxyde d'éthyle. L'oxyde d'ammonium s'unit aux hydracides, l'acide chlorhydrique par exemple, en formant de l'eau et un chlorure ; il n'en est pas autrement de l'oxyde d'éthyle, c'est-à-dire, que l'on a les deux équations

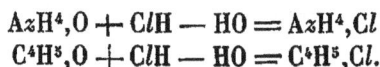

$$AzH^4,O + ClH - HO = AzH^4,Cl$$
$$C^4H^5,O + ClH - HO = C^4H^5,Cl.$$

Dans la théorie de l'éthyle, nous avons donc les relations suivantes, pour exprimer la constitution des combinaisons éthérées.

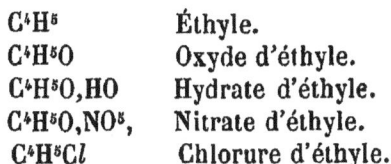

C^4H^5	Éthyle.
C^4H^5O	Oxyde d'éthyle.
C^4H^5O,HO	Hydrate d'éthyle.
$C^4H^5O,NO^5,$	Nitrate d'éthyle.
C^4H^5Cl	Chlorure d'éthyle.

Par ces exemples, vous voyez que la tendance des esprits était de rapprocher la théorie moléculaire des matières organiques, de celle des combinaisons minérales. C'est un point de vue que M. Dumas avait formulé d'une manière très-nette.

La découverte des alcalis organiques était un pas décisif dans l'histoire de la science ; les travaux que nous venons de faire connaître ont rendu la notion de basicité beaucoup plus générale.

La théorie des éthers a reçu de magnifiques développements par les beaux mémoires de M. Wiliamson et de M. Chancel. Ces travaux nous ont appris, à mon avis, que la notion d'acidité doit aussi être étendue et que, de même que les bases minérales peuvent se combiner entre elles, les bases organiques alcooliques peuvent également s'unir pour engendrer de nouveaux composés.

Après l'étude approfondie de l'alcool et des éthers, d'autres composés furent rangés dans la même catégorie et considérés sous le même point de vue. MM. Dumas et Péligot démontrèrent que l'esprit de bois, découvert en 1812 par Taylor, était un alcool, l'alcool méthylique ; que l'huile de pomme de terre en était un autre qui fut nommé alcool amylique. M. Chancel découvrit plus tard l'alcool propylique, M. Wurtz le butylique, M. Bouis le caprylique, etc.

L'histoire et la théorie de tous ces alcools peut être calquée sur celle de l'alcool ordinaire. Or, cet alcool, pour se transformer en vinaigre, absorbe de l'oxygène en perdant de l'hydrogène à l'état d'eau. L'équation suivante exprime toute la théorie de l'acétification :

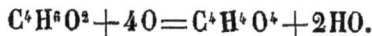

$$C^4H^6O^2 + 4O = C^4H^4O^4 + 2HO.$$

Mettez de même la formule de tous les autres alcools en présence de 4 équivalents d'oxygène, retranchez 2 équivalents d'eau, et vous aurez la formule de l'acide correspondant à cet alcool. Si vous oxydez convenablement les mêmes alcools, vous leur enlèverez à l'état d'eau le même nombre d'équivalents d'hydrogène, et sans les oxyder ultérieurement vous obtiendrez les aldéhydes correspondants. L'équation relative à l'alcool est la suivante :

$$C^4H^6O^2 + O^2 = 2HO + C^4H^4O^2.$$

Alcool.   Aldéhyde.

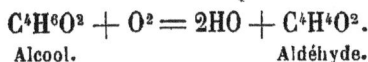

Voici le tableau de quelques alcools et de leurs éthers, des aldéhydes et des acides qu'ils engendrent en s'oxydant. A côté de chaque alcool et de l'acide correspondant, j'ai fait écrire le point d'ébullition qui leur est propre.

$C^2H^4O^2$	$66^0,5$	C^2H^3O	$C^2H^2O^2$	$C^2H^2O^4$ 100^0
$C^4H^6O^2$	$78^0,5$	C^4H^5O	$C^4H^4O^2$	$C^4H^4O^4$ 120^0
$C^6H^8O^2$	96^0	C^6H^7O	$C^6H^6O^2$	$C^6H^6O^4$ 140^0
$C^8H^{10}O^2$	108^0	C^8H^9O	$C^8H^8O^2$	$C^8H^8O^4$ 157^0
$C^{10}H^{12}O^2$	129^0	$C^{10}H^{11}O$	$C^{10}H^{10}O^2$	$C^{10}H^{10}O^4$ 175^0

Ces cinq exemples doivent vous frapper; vous remarquez que si l'on ajoute successivement C^2H^2 à la formule du composé le plus simple de chaque série, on a la formule du composé suivant; de sorte que la formule de l'un fait trouver la formule de l'autre. On peut ainsi poser une formule générale pour chaque série d'alcools, d'éthers, d'aldéhydes et d'acides; exemple (n est un nombre pair) :

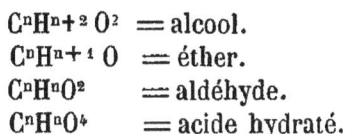

$$C^nH^{n+2}O^2 = \text{alcool.}$$
$$C^nH^{n+1}O = \text{éther.}$$
$$C^nH^nO^2 = \text{aldéhyde.}$$
$$C^nH^nO^4 = \text{acide hydraté.}$$

Vous pouvez aussi remarquer une loi dans la suite des points d'ébullition.

Les alcools forment une grande famille dont l'étude, comme vous venez de voir, devient d'une facilité remarquable, non-seulement au point de vue théorique, mais encore, comme nous le verrons, au point de vue pratique. Pourvu que l'on ait étudié avec fruit un des membres de la famille, l'étude des autres ne présente plus aucune difficulté.

C'est ainsi, Messieurs, que les progrès des sciences ont pour fin, non de multiplier les difficultés, comme je l'entends dire quelquefois, mais au contraire de simplifier singulièrement l'étude en soulageant le travail de la mémoire.

Il y a quelques années à peine, M. Wurtz étudiait les
éthers de l'acide cyanique. Cette étude le conduisit à la découverte d'une classe extrêmement remarquable de combinaisons qui se rattachent d'une manière très-intime à l'étude
des alcools et à la théorie des amides. Ce sont des bases dont
l'énergie se confond avec celle de l'ammoniaque et même la
surpasse. Les deux premières sont l'éthyliaque et la méthy-
liaque, aujourd'hui nommées éthylamine et méthylamine.
Depuis la découverte de ces deux bases, on en a obtenu un
grand nombre d'autres. Qu'il me suffise de dire que M.
Hoffmann a généralisé la loi de leur formation, et que pour
les obtenir il suffit de faire réagir, dans des conditions favo-
rables, l'ammoniaque sur le bromure ou sur l'iodure des
radicaux alcooliques.

La théorie en vogue aujourd'hui veut que ces bases soient
des ammoniaques composées, dans lesquelles l'hydrogène
de l'ammoniaque est remplacé par 1, 2, 3 équivalents d'un
ou de plusieurs radicaux alcooliques :

Az	H	H	H	ammoniaque.
Az	H	H	C^4H^5	éthylamine.
Az	H	C^2H^3	C^4H^5	méthyléthylamine.
Az	C^2H^3,	C^4H^5,	$C^{10}H^{11}$	méthyléthylamylamine.

Nous y reviendrons dans le cours de nos études; car
j'entrevois là, au point de vue de la thérapeutique et de la
physiologie, une mine à exploiter, un grand nombre d'expériences à tenter.

La théorie des éthers a été féconde à un autre point de
vue encore. Par l'étude attentive de la formation de l'essence
d'amandes amères, on a vu un produit découvert par Robiquet, l'amygdaline, se transformer par une véritable fermentation, en sucre, acide cyanhydrique et en cette même essence d'amandes amères. Pendant cette fermentation, les
éléments de l'eau sont fixés, ce qui a fait comparer l'amyg-

daline et autres produits analogues, comme la salicine, aux amides.

L'essence d'amandes amères, en s'oxydant, engendre l'acide benzoïque. Cette remarque a conduit MM. Liebig et Woehler à la théorie du benzoïle, d'après laquelle l'essence d'amandes amères est l'hydrure d'un radical appelé benzoïle. Or, si dans l'hydrure on remplace l'hydrogène par l'oxygène, le soufre, le chlore, etc., on obtient la série suivante de combinaisons correspondantes :

$C^{14}H^5O^2$ benzoïle.

$C^{14}H^5O^2H$ hydrure de benzoïle.

$C^{14}H^5O^2O$,   acide benzoïque.

$C^{14}H^5O^2S$,   sulfure de benzoïle.

$C^{14}H^5O^2Cl$ chlorure de benzoïle.

Cette théorie a été appliquée à l'essence de cannelle par M. Dumas, et depuis d'autres essences sont venues se ranger sous la même loi.

J'aurais omis une grande découverte, je n'aurais pas parlé de tous les progrès accomplis dans cette période, si j'omettais de vous dire un mot de la théorie des substitutions.

M. Dumas, à la suite d'une expérience de Gay-Lussac, en même temps que Laurent peut-être, fit une observation importante. Si l'on fait agir le chlore sur une substance organique, il peut arriver que le chlore s'empare d'une partie de l'hydrogène pour former de l'acide chlorhydrique, tandis qu'un même nombre d'atomes de chlore se substitue à l'hydrogène enlevé.

Voici une équation qui est le résumé du phénomène :

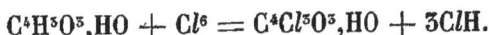

$$C^4H^3O^3,HO + Cl^6 = C^4Cl^3O^3,HO + 3ClH.$$

Cette équation montre que, pour 3 équivalents ou 6 atomes d'hydrogène disparus à l'état d'acide chlorhydrique, il a été substitué 3 équivalents ou 6 atomes de chlore dans le nouveau composé, qui est ici l'acide chloracétique.

Cette théorie peut aujourd'hui, si je ne me trompe, être formulée de la manière suivante :

Lorsqu'on fait agir un corps simple, une combinaison minérale, voire même une combinaison organique sur une matière organique, il est possible d'enlever successivement tous les éléments de cette matière, le carbone excepté, et de les remplacer par le corps simple ou par le radical de la combinaison minérale ou de la combinaison organique ; et cela de manière que le nombre des atomes de la substance substituante est égal à celui des atomes de la substance substituée, et, de plus, que les nouveaux éléments introduits occupent précisément la même place, jouent le même rôle que les éléments disparus, absolument comme si dans ce palais si parfaitement coordonné, on venait remplacer successivement les pierres de taille par des blocs de marbre ; la solidité de l'édifice pourra avoir changé, mais les dimensions et la beauté de l'ensemble n'en seront point altérées.

Les travaux de M. Regnault, de M. Malaguti et de M. Laurent, ont plus particulièrement contribué à développer cette belle théorie.

Ce fut, enfin, pendant que s'accomplissaient tous ces beaux travaux, que l'on découvrit le pouvoir oxydant de l'eau. Gay-Lussac avait montré qu'en chauffant plusieurs matières organiques avec la potasse caustique jusque vers 200°, il pouvait se former de l'acide oxalique, de l'acide acétique et se faire un dégagement d'hydrogène. M. Persoz, en distillant l'acétate de soude avec la soude caustique, obtint le gaz des marais et du carbonate de soude ; il fit admirablement ressortir le rôle oxydant de l'eau dans ce cas, ce que montre l'équation suivante :

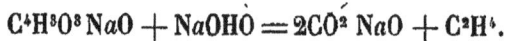

$$C^4H^3O^3 NaO + NaOHO = 2CO^2 NaO + C^2H^4.$$

M. Dumas obtint avec l'alcool, dans les mêmes conditions, de l'acétate de soude ; M. Liebig, avec l'essence d'amandes amères, le benzoate de soude, et depuis, la potasse ou la soude caustique sont devenues, à une haute température, des agents d'oxydation fréquemment usités.

Je vous ai exposé, Messieurs, aussi simplement que cela m'a été possible, les progrès accomplis depuis Lavoisier en chimie organique, ainsi que les grandes découvertes qui ont fait des parties de cette belle science, un si merveilleux ensemble. J'ai omis plusieurs théories particulières, des faits de détail : ce que je vous ai dit suffira, je l'espère, pour vous faire admettre avec moi que la chimie organique a été élevée au rang de science exacte, qu'elle possède des lois qui lui sont propres ou communes avec celles de la chimie générale, que l'on peut prévoir une multitude de phénomènes avec autant de certitude que les astronomes savent nous prédire le retour d'une éclipse ou déterminer la révolution d'une planète.

Il ne me reste plus qu'à vous dire quel est le but et l'utilité de la chimie organique, bien entendu au point de vue de vos études, dont les intérêts seront l'objet de mes constantes préoccupations.

Le but le plus élevé que les siences d'observation puissent se proposer d'atteindre, c'est de découvrir les secrets de la création, de dévoiler les mystères contre lesquels à chaque pas nous nous heurtons.

Pour atteindre à ce but suprême, on expérimente en se laissant guider par une théorie. Ce n'est pas que toute découverte soit nécessairement la conséquence de déductions théoriques; très-souvent, au contraire, une sage investigation, un esprit observateur, sait faire sortir une loi des faits révélés par l'expérience; c'est même de cette façon que l'astronomie, la reine des sciences d'observation, la physique, sa sœur, se sont élevées au rang de sciences mathématiques. Cependant, alors même qu'en apparence l'on ne suit aucune théorie, on se laisse guider par une opinion que l'on se fait *à priori*, et qui en tient lieu ; pourvu que l'on n'ait pas l'intention de faire sortir de l'expérience une vérification de sa manière de voir, cela est parfaitement légitime. Mais si , pour se guider dans l'étude, on trouve deux théories toutes faites qui expliquent également bien les faits connus, il faut toujours préférer la plus générale, la plus simple, surtout quand cette théorie a été consacrée par une longue expérience et qu'elle satisfait mieux que toute autre aux exigences de l'enseignement.

Nous admettons : que la matière est inerte, qu'un corps simple ou qu'un corps composé, n'est *à priori* ni positif, ni négatif, ni base, ni acide, ni indifférent ; mais que tous, sans exception, peuvent s'unir les uns avec les autres, l'un prenant à l'égard de l'autre le rôle qui lui convient ;

Que dans toute molécule composée, l'un des éléments joue par rapport à l'autre le rôle d'élément positif, le second étant négatif, de même que dans un sel nous distinguons la base et l'acide ;

Que par conséquent tout composé est nécessairement binaire, formé de deux éléments ou molécules qui y sont dans un état d'antagonisme ;

Que tout composé organique est formé par la réunion de deux éléments plus simples ;

Que les acides dits hydratés sont des sels dont la base est l'eau, et que les autres sels sont le résultat du remplacement de l'eau basique par une autre base quelconque ;

Que l'alcool est un hydrate, au même titre que l'acide acétique, mais que l'eau y joue le rôle d'acide.

Nous admettrons de plus que, dans un composé donné, existent, à l'état latent au moins, les éléments que nous y avons fait entrer, à moins, comme cela arrive pour certains composés isomères, les isomères de l'aldéhyde par exemple, que le groupement primitif ne se soit transposé par quelque cause fortuite et indéterminée.

Nous admettrons enfin que, dans une molécule organique, on peut remplacer l'hydrogène, l'oxygène, l'azote,
par d'autres corps simples ou composés, qui dès-lors y
jouent le même rôle que l'élément substitué.

La chimie minérale nous a appris à former un grand
nombre de produits que l'on trouve dans les entrailles de
la terre. La chimie organique est-elle parvenue, elle aussi,
à imiter quelques productions de son domaine, de la nature
vivante ?

Oui, grâce aux efforts des chimistes contemporains, on
peut affirmer que le but a été atteint. On a engendré, non-
seulement des produits de sécrétion, comme l'urée, qui est
presque une combinaison minérale, mais encore des produits qui certes n'avaient pas été destinés à être rejetés au
dehors. Je ne vous en citerai que quelques exemples, que
je choisirai parmi les plus concluants.

Voici de la craie et du fer. Si je chauffais un mélange de
ces deux substances minérales, j'obtiendrais un gaz com-
bustible qui, vous le voyez, brûle avec une flamme bleue ;
ce serait l'oxyde de carbone, que vous connaissez tous.

Voici du feldspath, une roche d'origine ignée. J'en pour-
rais tirer de la potasse ou de la soude, suivant l'espèce
minérale que je choisirais. Enfin, voici de l'eau dont l'origine minérale est incontestable. La potasse et l'eau, en se
combinant, engendrent ce que nous appelons potasse caustique.

Eh bien ! M. Berthelot prend cet oxyde de carbone et
cette potasse caustique, il les introduit dans un ballon de
verre qu'il scelle à la lampe, et il chauffe pendant un grand
nombre d'heures. Il prend le résidu, il y ajoute de l'acide
sulfurique étendu et il distille. Savez-vous ce qu'il obtient?
Un acide organique, l'acide des fourmis, l'acide que nous
savons produire en oxydant méthodiquement la fécule.

Par quelle théorie ce savant s'est-il laissé guider pour

faire cette magnifique synthèse ? Il a fait la remarque suivante :

L'alcool se transforme en gaz oléfiant en perdant deux
équivalents d'eau

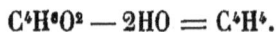

$$C^4H^6O^2 — 2HO = C^4H^4.$$

L'acide formique se change en oxyde de carbone, en
perdant également deux équivalents d'eau,

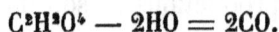

$$C^2H^2O^4 — 2HO = 2CO.$$

Il y a donc la même relation entre l'oxyde de carbone et
l'hydrogène carboné qu'entre l'acide formique et l'alcool :
or, je sais, s'est-il dit sans doute, que l'hydrogène carboné
se change en alcool sous l'influence de l'acide sulfurique
monohydraté, car l'alcool qui doit se former contient une
molécule qui joue le rôle de base ; donc l'oxyde de carbone
se changera en acide formique sous l'influence de l'hydrate
de potasse, car l'acide formique peut faire fonction d'acide.
L'expérience a confirmé ce raisonnement.

N'oubliez pas cette règle, Messieurs : les bases se forment indirectement sous l'influence des acides, les acides
sous l'influence des bases.

Le même savant, à qui la chimie organique doit de si
belles découvertes, prend du cuivre, il le chauffe dans un
tube de porcelaine, il fait arriver sur lui un mélange d'hydrogène sulfuré et de sulfure de carbone, combinaisons essentiellement minérales, et il obtient le gaz oléfiant accom-
pagné d'autres hydrocarbures.

Ce gaz oléfiant, il le fait absorber par l'acide sulfurique
à l'aide d'un ingénieux procédé ; puis il ajoute de l'eau, il
distille et il obtient de l'alcool. Voilà donc l'alcool, élément
de la fermentation des sucres, qui est engendré à l'aide
d'éléments purement minéraux.

MM. Berthelot et de Luca prennent du sulfocyanure de
potassium, un produit qu'on peut former à l'aide d'éléments
minéraux, de l'iodure d'un hydrogène carboné appelé pro-

pylène ; ils les mêlent et ils obtiennent l'essence de moutarde , identique avec celle que l'on retire de la distillation de la moutarde noire.

Enfin, Messieurs, et je terminerai par là, M. Wurtz prend de l'acétate d'argent, il le chauffe avec de l'iodure de gaz oléfiant, et il obtient un produit, le glycol, qui a beaucoup de rapports avec la glycérine. Un pas de plus, et on obtiendra la glycérine elle-même ; or , avec la glycérine et l'acide acétique (qui provient de l'alcool par oxydation), M. Berthelot a produit un corps gras, l'acétine, qui est un des termes de la série à laquelle appartiennent la stéarine, la margarine, l'oléine, etc. , toutes substances dont M. Berthelot a fait la synthèse à l'aide de la glycérine et des acides gras naturels.

La chimie organique a donc atteint le but le plus élevé qu'elle pouvait se proposer ; elle éclaire des plus vives lumières les sombres profondeurs qui nous dérobent encore trop les secrets de la création que Dieu a livrés à nos disputes.

L'utilité de la chimie organique doit vous paraître évidente comme à moi-même. Je ne développerai pas ce point de vue, l'heure est d'ailleurs trop avancée.

Je vous le demande , avais-je tort d'appeler une belle science cette chimie organique, que Lavoisier a fondée et que nous avons appelée la chimie des combinaisons du carbone? Je vous convie de venir ici l'étudier avec moi. Vous soutiendrez mon courage par votre assiduité; votre présence, votre désir de connaître , enflammeront de plus en plus mon ardeur, et tous ensemble nous nous réjouirons à la fin, des secours que nous nous serons mutuellement prêtés.

A. BÉCHAMP

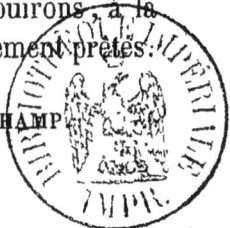

5 Janvier 1857.

www.ingramcontent.com/pod-product-compliance
Lightning Source LLC
Chambersburg PA
CBHW071441200326

41520CB00014B/3790